DE L'EMPLOI DU NITRATE D'ARGENT

DANS

LES ÉCOULEMENTS BLENNORRHAGIQUES.

LA CROIX-ROUSSE (LYON). — IMPRIMERIE DE TH. LÉPAGNEZ, GRANDE-PLACE.

DE L'EMPLOI DU NITRATE D'ARGENT

DANS LES

ÉCOULEMENTS BLENNORRHAGIQUES

A TOUTES LEURS PÉRIODES,

PAR

Le Dr LERICHE,

Médecin du Dispensaire.

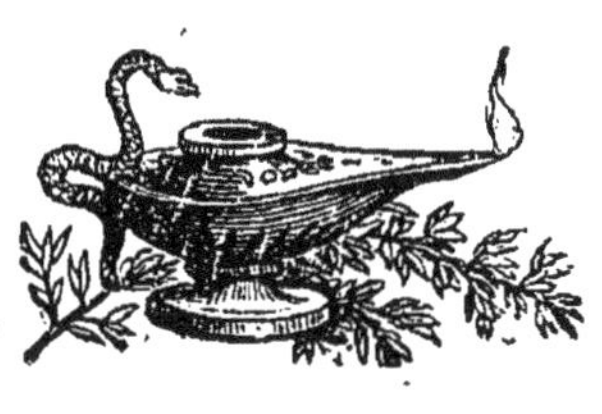

LYON,

CHARLES SAVY JEUNE, LIBRAIRE,

Quai des Célestins, 48.

1844.

DE L'EMPLOI DU NITRATE D'ARGENT

DANS

LES ÉCOULEMENTS BLENNORRHAGIQUES

A TOUTES LEURS PÉRIODES,

PAR

LE Dr LERICHE,

MÉDECIN DU DISPENSAIRE.

Le nitrate d'argent est un des agents les plus énergiques comme cathérétique, dans les plaies et les ulcères. Son emploi fut d'abord borné à l'usage externe; plus tard on l'étendit aux affections internes, et alors on lui attribua un mode d'action spécial : il fut même regardé comme une espèce de spécifique dans l'épilepsie et les diarrhées chroniques, etc. ; mais bientôt une plus juste appréciation des faits fit reconnaître qu'en *pareille circonstance*, ce n'était qu'un médicament *dangereux*, que les praticiens devaient bannir de leur thérapeutique, bien que Rubini lui attribue une vertu tonique qui nous paraît au moins contestable.

Carmichaël fut un des premiers qui conseilla le nitrate d'argent à haute dose dans l'uréthrite; mais sa méthode ne fit point de prosélites en France. On serait même tenté de croire qu'elle n'a jamais franchi les murs de Dublin où elle prit naissance, tant il est vrai que tout ce qui sort de la routine pénètre difficilement dans la pratique. M. Serre (de Montpellier), en 1835, publia un mémoire intitulé : *De l'efficacité des injections de nitrate d'argent cristallisé, dans le traitement des écoulements anciens et récents de l'urèthre* (broch. in-8°). Dans ce mémoire l'auteur s'élève contre l'audace d'un médecin, qui a osé porter des injections de nitrate d'argent à la dose de 50 cent. pour 30 gram. d'eau, à la surface de la muqueuse uréthrale. Dans tous les ouvrages qui ont suivi celui du savant professeur de Montpellier, les auteurs semblent s'élever à l'envi contre la méthode abortive du chirurgien en chef de l'hôpital des vénériens de Dublin. Cependant il faut faire une exception envers M. Heitz, qui en 1836, publia les résultats qu'il avait obtenus de l'emploi du nitrate d'argent à dose élevée.

Enfin M. le docteur Debency, par suite des observations qu'il avait été à même de faire dans le service de M. Pasquier fils, que les inflammations déterminées par la cautérisation du canal de l'urèthre, pour la cure des rétrécissements, étaient fort superficielles et n'excédaient pas la durée de vingt-quatre heures, tenta de répéter les expériences de Carmichaël. Disons qu'en cela il a rendu un véritable service à la science, puisqu'il l'a éclairée sur les effets des injections de nitrate d'argent à haute dose dans l'uréthrite blennorrhagique, et c'est d'après son exemple que nous l'avons mis en usage dans *toutes les périodes de cette affection*, sans jamais avoir eu à nous en repentir, car sur 200 individus soumis à cette médication, nous n'avons pas eu un seul accident à noter (1).

Lorsqu'on a été à même d'observer les bons effets des solutions de nitrate d'argent et leur innocuité dans la blennorrhagie, on est frappé de l'état de discrédit dans lequel cet agent thérapeutique était tombé lorsqu'on est venu attirer l'attention des praticiens sur son usage dans les affections de l'urèthre, et on est encore à se demander la cause d'une semblable réprobation. Je sais bien que la crainte d'un caustique énergique rend le praticien circonspect dans son usage, surtout quand on doit porter son action sur des parties internes; mais si on examine les faits qu'on est à même d'observer, lorsque la chirurgie le met en contact avec des parties plus sensibles que la muqueuse du canal de l'urèthre, on voit que son emploi est suivi des plus heureux résultats. D'ailleurs tout le monde ne connaît-il pas les bons effets de la solution de nitrate d'argent dans les écoulements puriformes du conduit auditif et dans les ophthalmies purulentes des nouveau-nés.

La Société de médecine de Lyon ayant reçu communication du mémoire de M. Debeney, nomma une commission pour répéter les expériences. Le rapporteur dans son travail conclut au rejet de la méthode et signala les graves accidents qui en étaient résultés. Plus tard, nous-même nous eûmes une communication à faire à la même Société, elle était dans le sens de celle de M. Debeney; nous trouvâmes pour contradicteur le rapporteur qui avait été chargé de répéter l'usage des

(1) Depuis cette époque le nombre des uréthrites traitées au Dispensaire s'est élevé à 600, sans que nous ayons eu d'événement fâcheux à signaler.

injections de nitrate d'argent à haute dose; dès-lors nous nous demandâmes à quoi pouvait tenir une différence aussi grande dans les résultats? et bientôt nous eûmes la conviction que les règles posées par M. Debeney n'avaient pas été observées rigoureusement; c'est-à-dire, que contrairement à ce qu'il conseille, on avait fait *plusieurs injections dans la journée*, tandis que l'expérience avait démontré qu'il fallait *au moins* mettre *vingt-quatre heures* d'intervalle.

Dans les premiers temps de notre entrée au Dispensaire, nous mîmes en usage les injections de nitrate d'argent à haute dose, comme unique moyen; si dans le début nous obtînmes quelques succès, bientôt nous fûmes obligés d'y renoncer, parce que les *récidives* étaient fréquentes. Cependant nous restâmes frappés de la rapidité avec laquelle les écoulements cessaient; aussi nous efforçâmes-nous de faire tourner au profit de nos malades un moyen qui semblait modifier puissamment la sécrétion de la muqueuse uréthrale; c'est en le combinant avec d'autres agents, que nous sommes parvenus à diminuer la durée des uréthrites.

La formule à laquelle nous nous sommes arrêtés est celle-ci:

Nitrate d'argent cristallisé,	1 gramme.
Eau distillée,	30 grammes.

Il y a dans l'emploi de ces injections plusieurs précautions à prendre dont l'expérience nous a démontré la nécessité.

On doit rejeter les seringues en verre et en os, parce qu'elles sont généralement mal faites, puis parce que par leur usage les doigts de l'opérateur sont toujours tachés par la solution d'argent.

Celles en étain doivent aussi être rejetées, parce qu'elles ont l'inconvénient de décomposer la solution.

Il n'y a donc que celles en argent qui puissent convenir ; les proportions de la seringue dont nous faisons habituellement usage, sont pour le corps de 7 centim. de longueur, de 1 cent. et demi de diamètre ; pour la canule, 12 cent. de longueur, 4 mill. de diamètre, terminée par un bouton en olive non perforé. A 3 millim. de l'extrémité inférieure de la canule, nous avons fait percer dans une direction oblique, sur les parties latérales, quatre trous qui communiquent avec le centre de la canule, de manière à ce que les jets se dirigent de bas en haut. La disposition de la seringue telle que nous venons de l'exposer, offre pour avantage :

1° De pouvoir avoir un instrument toujours bien fait.

2° De permettre de cautériser à volonté et d'une manière certaine, une portion plus ou moins étendue du canal de l'urèthre.

3° De remédier à l'inconvénient pour l'opérateur de se tacher les doigts.

4° De permettre de cautériser les surfaces vaginales chez la femme, et même le commencement du cal de l'utérus, sans craindre les accidents qu'on a signalés et qui résultaient des injections faites dans cet organe.

Comme déjà nous avons eu occasion de le dire dans un autre travail, pour nous l'usage de la solution caustique de nitrate d'argent est d'une innocuité telle, que nous l'employons dans les cas *d'orchite aiguë* avec le plus grand succès (1).

Il est encore plusieurs reproches qu'on a adressés aux solutions caustiques d'argent. Certains auteurs ont prétendu qu'elles facilitaient la formation de brides qui plus tard devenaient la cause des rétrécissements. Nous ne chercherons point à réfuter un semblable reproche, MM. Ricord et Serre l'ont fait mieux que nous ne le pourrions; car nous pensons que les rétrécissements sont plutôt dus à la présence des ulcérations qui se forment à la surface de la muqueuse uréthrale, qu'aux injections astringentes même; cependant nous n'avons pas l'intention de nier la part que ces injections peuvent avoir sur leur formation.

On a dit encore que les solutions caustiques avaient l'inconvénient de laisser après elles des douleurs qui persistaient assez longtemps; *quelquefois*, il est vrai, nous avons observé ce phénomène, mais il a constamment cédé aux injections saturnines laudanisées.

Nous pourrions faire suivre ce travail d'un nombre assez considérable d'observations; mais les limites qui nous sont imposées ne nous le permettent pas. Nous nous bornerons à en rapporter quelques-unes, de manière à servir de guide à ceux de nos confrères qui voudraient essayer cette méthode dans la blennorrhagie vénérienne, et en même temps nous donnerons des observations d'orchites, qui ont été traitées par la même solution caustique, et sans produire d'accidents.

(1) Dans ces derniers temps nous l'avons mise en usage, comme unique moyen, dans les vaginites blennorrhagiques, et nous regardons ce médicament comme le plus sûr et le plus prompt contre ce genre d'affections.

PREMIÈRE OBSERVATION.

Uréthrite.

Le 6 octobre, A..., âgé de 28 ans, d'une constitution lymphatique, vient au Dispensaire réclamer des soins pour une uréthrite datant de huit jours. C'est sa première maladie vénérienne ; il n'a fait aucun traitement.

Symptômes. — Rougeur prononcée du pourtour du méat ; érections et émission des urines douloureuses ; écoulement abondant d'un blanc-jaunâtre.

Prescription. — Injection de nitrate d'argent ; vivre sobrement et ne boire que de l'eau fraîche pendant les repas et dans leur intervalle.

Le 8 octobre les douleurs sont diminuées de beaucoup ; l'écoulement a diminué d'une manière très-notable. *Prescription ut suprà.*

Le 10, douleurs légères en urinant ; écoulement presque nul.

Prescription.—Potion de copahu à prendre par cuillerées.

Le 14, plus d'écoulement ni de douleurs, depuis trois jours. *Prescription ut suprà.*

Le 18, rien n'a reparu ; on cesse tout traitement.

Le 24, le malade n'a rien vu depuis la dernière visite. Sortie.

DEUXIÈME OBSERVATION.

Uréthrite.

T..., âgé de 26 ans, menuisier, entre au Dispensaire, le 25 août, pour une uréthrite qu'il a contractée il y a 13 mois. Première infection vénérienne ; tempérament lymphatique. Il a suivi plusieurs traitements sans succès ; pendant son enfance il a eu les glandes du col engorgées.

Symptômes. — Écoulement peu abondant d'un blanc crémeux ; peu de douleurs après l'émission des urines ; aucun signe d'inflammation aiguë.

Prescription. — Injection de nitrate d'argent ; vivre sobrement.

Le 27, le malade n'a éprouvé que peu de douleurs après l'injection. L'écoulement a été très-abondant le 26 au matin ; le soir il avait entièrement cessé. Le lendemain il y en avait encore un peu. Du reste, point de douleurs.

Prescription. — Injection avec une solution dans l'eau d'acétate de plomb cristallisé.

Le 30, plus d'écoulement. Nous conseillons cependant de continuer les injections encore pendant 5 ou 6 jours.

Le 3 septembre nous constatons la guérison.

TROISIÈME OBSERVATION.

B..., âgé de 17 ans, tempérament lymphatico-sanguin, entre au Dispensaire le 6 octobre, pour une uréthrite contractée après un coït impur, il y a quatre jours. Première infection vénérienne ; il n'a jamais été malade. Bonne constitution.

Symptômes. — Orifice du gland légèrement enflammé ; douleurs peu vives ; écoulement peu abondant jaune-verdâtre.

Prescription.— Injection de nitrate d'argent. P. de copahu 3 cuillerées par jour. Vivre sobrement ; boire de l'eau.

Le 8 octobre, plus de douleurs, écoulement peu abondant ; érections légèrement douloureuses.

Prescription. — Injection de nitrate d'argent. P. de copahu. Injections vineuses pour demain.

Le 10, plus d'écoulement ni de douleurs. Continuer la potion et les injections pendant 6 jours.

Le 17, le malade n'a rien vu depuis sa dernière visite. On cesse l'usage du copahu; on continue les injections pendant 4 jours.

Le 22, guérison.

QUATRIÈME OBSERVATION.

Orchite.

C..., âgé de 19 ans, peintre, constitution grêle, tempérament nervoso-sanguin, avait une uréthrite depuis deux mois et demi, contre laquelle il n'avait employé que des tisanes émollientes. Le 10 septembre il vint nous demander conseil pour une orchite qu'il avait depuis trois jours.

Symptômes. — L'écoulement est entièrement supprimé; le testicule très-gros, et la peau du scrotum rouge; il y a des douleurs très-vives qui forcent le malade de marcher courbé.

Prescription. — Vivre de potages; eau fraîche pour boisson, hors des repas; repos. Injection de nitrate d'argent.

Le 12, la douleur produite par l'injection a été peu vive, l'écoulement très-abondant et sanguinolent, l'émission des urines légèrement cuisante, l'engorgement du testicule est moins considérable, la dureté est moins grande.

Les douleurs qu'éprouvait le malade le premier jour de sa visite, sont diminuées de beaucoup. Il nous annonce qu'il veut reprendre ses travaux demain.

Prescription. — Eau froide pour boisson, un litre par jour.

Le 14, l'écoulement est diminué de beaucoup, l'orchite est ramollie, le gonflement diminué de plus de la moitié; le malade travaille depuis deux jours.

Prescription. — Eau fraîche pour boisson. P. de copahu deux cuillerées à bouche par jour.

Le 16, l'écoulement persiste; plus de douleurs, testicule ramené presque à l'état normal.

Même prescription.

Le 18, l'uréthrite seule persiste.

Prescription. — Injection de nitrate d'argent. P. de copahu.

Le 20, l'écoulement a presque cessé dans la nuit.

Prescription. — Potion de copahu; injection avec acétate de plomb.

Le 22, plus d'écoulement.

Même prescription.

Le 26, rien n'a reparu; le malade sort.

CINQUIÈME OBSERVATION.

Orchite.

M..., cordonnier, âgé de 28 ans, tempérament lymphatico-sanguin, a une uréthrite depuis six semaines; il n'a rien fait, persuadé qu'il faut la laisser couler pendant deux mois. Depuis quatre jours une orchite du côté gauche s'est déclarée. La tumeur est dure, le scrotum ne paraît pas enflammé, les douleurs qu'il éprouve sont assez vives, l'écoulement a cessé.

Le 20 septembre, jour de son entrée, nous prescrivons une injection de nitrate d'argent et le repos le premier jour.

Le 23, la douleur occasionnée par l'injection a été assez vive, l'écoulement très-abondant, le volume de la tumeur est diminué d'une manière très-notable.

Prescription. — Eau fraîche pour boisson, un litre par jour.

Le 25, écoulement abondant, testicule entièrement *ramolli* et diminution de la tumeur.

Même prescription.

Le 27, l'écoulement persiste, le testicule est à l'état normal; cependant il y a encore un peu d'empâtement.

Prescription. — P. de copahu.

Le 30, écoulement moindre; testicule à l'état normal.

Même prescription.

Le 1er octobre, l'écoulement a presque cessé.

Prescription. — P. de copahu, injection vineuse.

Le 3, plus d'écoulement.

Prescription. — Injection vineuse; P. de copahu.

Le 8, nous constatons la guérison.

Je ne terminerai pas ce travail, sans faire une recommandation essentielle à ceux qui voudront tenter les injections de nitrate d'argent à haute dose; c'est de ne jamais confier à des mains inhabiles un moyen à la fois si héroïque tant qu'il est dans celle du médecin, et si dangereux quand il est dans celle des malades.

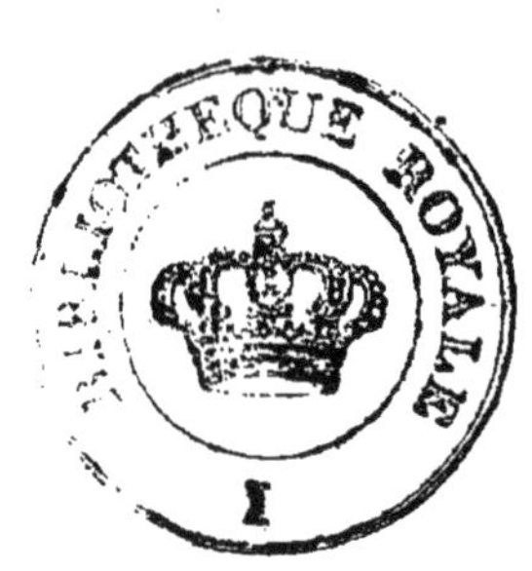

www.ingramcontent.com/pod-product-compliance
Ingram Content Group UK Ltd.
Pitfield, Milton Keynes, MK11 3LW, UK
UKHW020501220726
13923UKWH00006B/2682

9 782019 286668